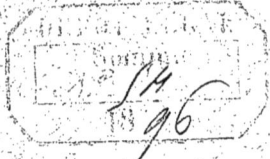

LE

LABORATOIRE DÉPARTEMENTAL

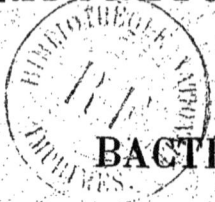

DE

BACTÉRIOLOGIE D'AMIENS

Son Fonctionnement et ses Travaux en 1895

PAR

R. MOYNIER DE VILLEPOIX

Docteur Es-Sciences, Pharmacien de première classe
Directeur du Laboratoire
Professeur suppléant à l'École de Médecine et de Pharmacie

AMIENS

IMPRIMERIE PICARDE, 71, rue Frédéric-Petit. — Téléphone

—

1896

PREMIERE PARTIE. — SERVICE DE LA DIPHTÉRIE

1° *Délivrance du serum antidiphtérique*

Jusqu'au mois de mars, le Laboratoire a délivré gratuite-ment à tous les médecins le serum antidiphtérique qu'il recevait hebdomadairement de l'Institut Pasteur.

Lorsque fut promulguée la loi sur la fabrication et la dé-livrance des serum thérapeutiques, loi qui en mettait la vente exclusivement aux mains des pharmaciens, le Labo-ratoire, après une entente avec M. Roux, se chargea de dé-livrer à tous les pharmaciens du département le serum de l'Institut Pasteur.

Cette délivrance se fait aux *prix facturés* par l'Institut. Le Laboratoire, *dont tous les services sont gratuits*, ne pré-lève sur cette transaction aucun bénéfice et les frais de transport de Paris à Amiens demeurent même à sa charge.

Quant au serum destiné à être gratuitement délivré aux médecins et aux services hospitaliers par l'assistance mé-dicale gratuite, il est également concentré au Laboratoire qui le répartit dans les dépôts établis par l'administration préfectorale dans les hospices et les bureaux d'assistance médicale gratuite institués récemment et dont on trouvera plus loin la liste.

Les médecins peuvent se procurer le serum destiné au service de l'assistance médicale dans tous ces dépôts indis-tinctement, en dehors de toute délimitation communale ou cantonale. Ils devront donc toujours s'adresser au dépôt le plus rapproché de la résidence du malade, et au cas où les communications avec le dépôt seraient d'une facilité dou-teuse, il suffira de l'envoi d'une dépêche officielle du maire de la commune à la préfecture pour recevoir directement du Laboratoire départemental le serum nécessaire.

En cas d'altération, le serum, payant ou gratuit, est repris

Dès les premiers jours de novembre, l'assemblée des Médecins de la Somme réunis sur l'initiative du président du comité actuel décidait la création, à Amiens, d'un laboratoire de bactériologie destiné à faciliter l'application de la méthode sérothérapique dans le département de la Somme, en fournissant aux médecins, avec le sérum antidiphtérique de l'Institut Pasteur, les renseignements bactériologiques indispensables pour en diriger l'application. Grâce au concours dévoué de tous les membres du corps médical et à l'activité du comité nommé par l'assemblée générale, une somme de soixante-deux mille francs, destinée à la création du laboratoire fut recueillie dans le département, en moins de deux mois.

Pendant ce temps, le directeur actuel du laboratoire, désigné par le Comité et l'assemblée des Médecins de la Somme, suivait à l'Institut Pasteur les leçons du Dr Roux. Après s'être familiarisé, tant au laboratoire qu'à l'hôpital des enfants-malades, grâce à l'obligeance et à l'amabilité de MM. les docteurs Chaillou et Magdeleine, avec les méthodes de diagnostic bactériologique de la diphtérie et des angines, il rentrait à Amiens le 18 janvier, avec l'agrément de M. le Dr Roux. L'accueil bienveillant qu'il a reçu à l'Institut Pasteur lui fait un devoir d'exprimer toute sa reconnaissance à M. Roux qui, malgré l'encombrement absolu du laboratoire, a bien voulu lui donner les moyens d'y travailler, et l'aider de ses précieux conseils.

Le nouveau service provisoirement installé 19, rue Henri IV, commença à fonctionner dès le 18 janvier et ne tarda pas à s'organiser complètement, grâce à l'acquisition, par le comité, de tout le matériel indispensable au fonctionnement du laboratoire (autoclave, Etuves de Roux, étuve à stériliser le serum, coagulateur etc., etc.) Immédiatement commença le service ininterrompu dont nous allons donner un rapide aperçu.

LE

LABORATOIRE DÉPARTEMENTAL

DE

BACTÉRIOLOGIE D'AMIENS

SON FONCTIONNEMENT ET SES TRAVAUX

Le corps médical du département de la Somme peut revendiquer hautement l'honneur d'avoir fondé le laboratoire départemental de bactériologie, grâce à la souscription publique provoquée par un groupe de médecins d'Amiens en novembre 1894.

On se rappelle dans quelles circonstances et avec quel élan prit naissance cette imposante manifestation de l'initiative privée : c'était au lendemain du congrès de Buda-Pesth où Roux venait d'exposer les merveilleux résultats qu'il avait obtenus en appliquant au traitement de la diphtérie la méthode sérothérapique créée par Behring. La grande presse avait rapidement mis le public au courant de ces résultats, et de tous côtés s'organisaient en France des souscriptions destinées à fournir à l'Institut Pasteur les moyens d'assurer la préparation et la diffusion du sérum antidiphtérique.

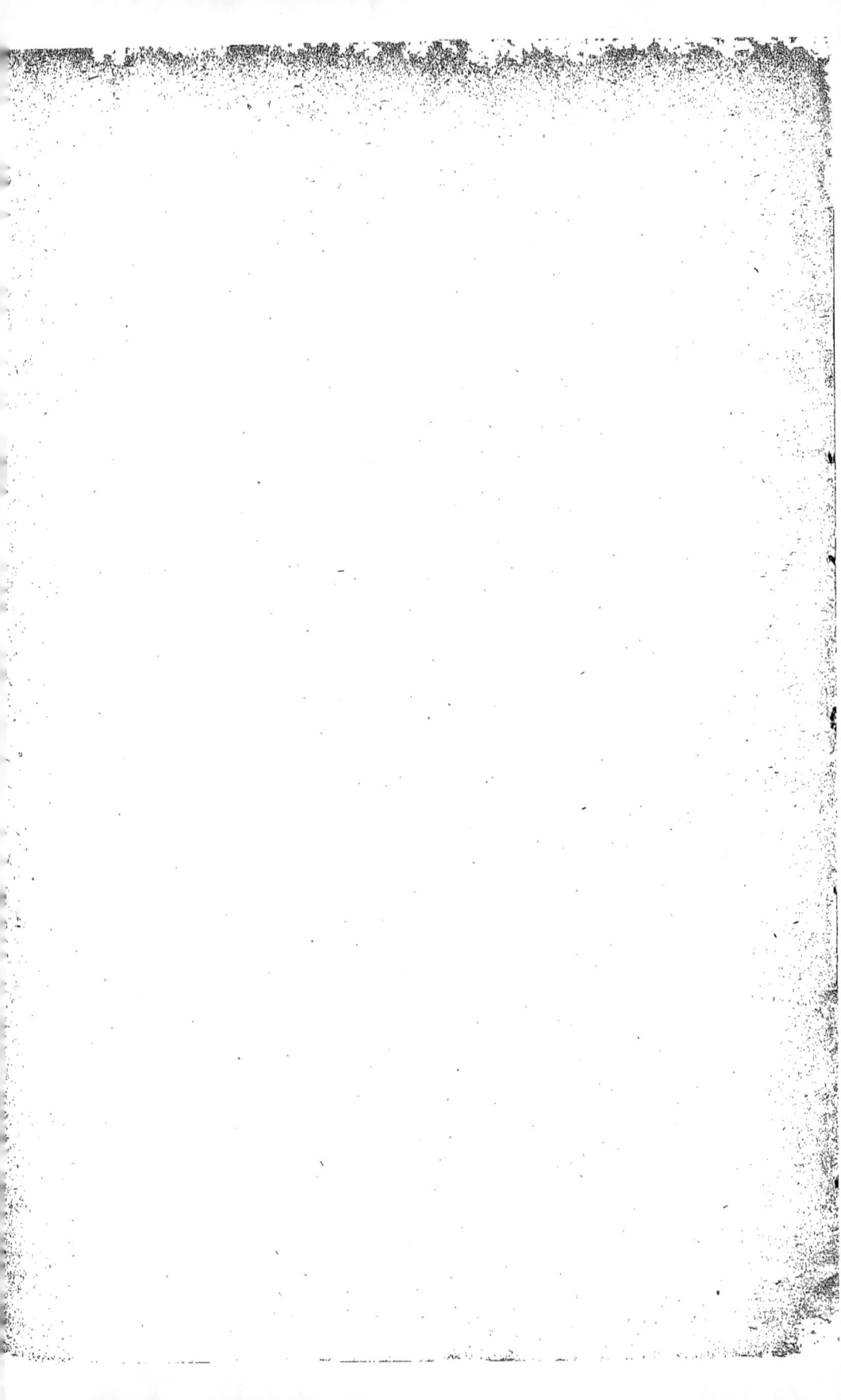

LE

LABORATOIRE DÉPARTEMENTAL

DE

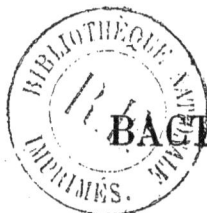

BACTÉRIOLOGIE D'AMIENS

Son Fonctionnement et ses Travaux en 1895

PAR

R. MOYNIER DE VILLEPOIX

Docteur Es-Sciences, Pharmacien de première classe
Directeur du Laboratoire
Professeur suppléant a l'École de Médecine et de Pharmacie

AMIENS

IMPRIMERIE PICARDE, 71, RUE FRÉDÉRIC-PETIT. — TÉLÉPHONE

—

1896

par le laboratoire qui l'échange immédiatement contre une provision nouvelle.

Depuis le 18 janvier 1895, le Laboratoire a reçu de l'Institut Pasteur 313 doses de 10 cc. de serum destiné à l'assistance médicale gratuite.

Ces 313 doses ont été réparties comme suit dans les 12 dépôts.

Abbeville.	36	Oisemont.	14
Albert.	14	Péronne.	24
Doullens.	28	Poix.	14
Ham.	21	Rue.	14
Montdidier.	28	Villers-Bocage.	16
Moreuil.	27	Saint-Valery.	24

Le Laboratoire a, pour sa part, délivré directement aux médecins 39 doses de sérum gratuit.

Il a été acheté à l'Institut Pasteur 491 doses de sérum dont 471 ont été cédées aux pharmaciens du département.

Trousses de diagnostic. — Des trousses contenant deux tubes de sérum de bœuf coagulé et une spatule stérilisée, destinés au diagnostic de la diphtérie et des angines, sont délivrées gratuitement par le laboratoire.

Chaque envoi de sérum est accompagné, suivant son importance, d'une ou plusieurs de ces trousses qui sont remplacées au fur et à mesure de leur retour au laboratoire. De cette façon, le médecin est assuré de trouver soit chez le pharmacien, pour les besoins de sa clientèle, soit dans les *dépôts* organisés par l'administration, pour le service de l'assistance médicale gratuite, les moyens de pratiquer un ensemencement à l'aide des mucosités de la gorge des malades, et de recevoir du Laboratoire, dans les 24 heures qui suivent la réception de la trousse, un diagnostic bactériologique lui indiquant la nature et souvent la gravité de la maladie. L'emploi du sérum antidipthérique est ainsi toujours fait avec connaissance de cause et la sécurité de la méthode assurée.

Grâce à l'obligeance de M. Ridoux, directeur des Postes du département de la Somme, les plus grandes facilités ont été accordées pour l'envoi du sérum et des trousses de diagnostic. Celles-ci, grâce aux instructions émanées de la Direction, parviennent au Laboratoire en excellent état et dans les plus brefs délais possibles.

D'autre part, les doses de sérum curatif et les trousses de diagnostic destinées aux services de l'assistance médicale circulent en franchise postale, à l'aller comme au retour. Elles sont munies, dans ce but, d'une étiquette spéciale contresignée par le Préfet de la Somme et les Maires des communes où sont institués les dépôts (1).

Les trousses revêtues de la signature du Maire, *dès leur arrivée au dépôt*, sont en même temps que le sérum antidiphtérique remises au médecin qui n'a plus qu'à les déposer au plus prochain bureau de poste. On évite ainsi une perte de temps considérable au bénéfice des patients.

Le Laboratoire, dès son installation a tenu à la disposition des médecins des seringues à injection de 10 cc. munies d'aiguilles en platine iridié. Ces instruments stérilisés d'avance à l'autoclave, sont toujours délivrés dans un état d'asepsie complète aux praticiens qui les demandent.

2° *Diagnostic de la diphtérie et des angines*

Par la voix de ses maîtres les plus autorisés, la médecine a définitivement avoué l'impuissance de l'observation clinique à reconnaître la nature exacte d'une angine à l'aide de ses seules ressources, et à distinguer la véritable diphtérie des autres angines infectieuses qui en présentent les caractères extérieurs. Déterminer rapidement la nature de l'infection,

(1) Voir le fac-simile page 32.

savoir s'il s'agit de *diphtérie pure*, de *diphtérie avec association microbienne, ou d'angine non diphtérique*, tel est le
but du diagnostic bactériologique dont le praticien consciencieux ne saurait aujourd'hui se priver, diagnostic bactériologique qui constitue le service principal du laboratoire départemental. Mais ce service, pour simple qu'il soit,
en dehors de la partie scientifique, ne laisse pas de compor-
ter certaines phases fort longues et délicates.

Les cultures des bacilles diphtériques et des microbes
des angines se font sur un milieu extrêmement favorable à
leur développement : le serum coagulé. La préparation et
la coagulation de ce serum sont faites au Laboratoire.

Du sang de bœuf ou de vache est recueilli à l'abattoir
avec toutes les précautions aseptiques nécessaires. Cette
tâche nous est singulièrement facilitée par le concours empressé de M. le Vétérinaire inspecteur qui se charge lui-
même des saignées, et aussi grâce à la complaisance des
bouchers de la Ville d'Amiens qui veulent bien nous auto-
riser à saigner les animaux avant l'abattage.

Les animaux sont saignés au moyen d'un trocart, et le
sang est recueilli dans des grands flacons stérilisés. Après
48 heures de repos, le serum, séparé du caillot de fibrine,
est soigneusement décanté et réparti dans des ballons qui
sont ensuite fermés à la lampe. Ces ballons, afin d'assurer
la stérilisation du serum qu'ils contiennent, sont ensuite
chauffés à 58°, une heure par jour, pendant huit à dix jours,
dans un appareil spécial. Une provision de ce serum est
faite pendant l'hiver, saison dont la température peu élevée
permet de le recueillir dans les meilleures conditions. Au
fur et à mesure des besoins, le serum est réparti dans des
tubes à essai stérilisés à l'autoclave et bouchés par un tampon d'ouate, puis on le coagule dans une étuve *ad hoc* à la
température de 70°.

Les tubes de serum ainsi préparés sont introduits dans
des trousses spéciales avec une spatule stérilisée renfermée

dans un tube de verre. Cette spatule est destinée à recueillir les mucosités dans la gorge des malades, et à ensemencer les tubes de serum. Une instruction détaillée indiquant la manière de procéder à l'ensemencement des tubes
est enfermée dans chaque trousse (1).

A leur arrivée au laboratoire, les tubes ensemencés par
les médecins sont placés à l'étuve à 37° et au bout de 18 h.
les colonies bactériennes sont suffisamment développées
pour qu'il puisse être procédé à leur examen microscopique.

Le résultat de cet examen, transcrit avec un numéro
d'ordre sur un registre spécial, est immédiatement envoyé
sur une feuille *ad hoc* au médecin intéressé. En cas d'ur-
gence, soit que le diagnostic bactériologique fasse prévoir
la gravité de l'affection, ou que les heures des courriers ne
soient pas favorables, le médecin est immédiatement avisé
du résultat par une dépêche télégraphique.

La préparation du serum, sa coagulation, sa répartition
dans les trousses, et la nécessité d'être toujours en mesure
de satisfaire aux demandes qui en sont faites (2) ne laissent
pas d'exiger un temps considérable et demandent des
soins continuels et assidus.

Il eut été fort difficile au directeur du laboratoire de mener
de front ce travail tout mécanique, mais précis et délicat,
avec les recherches bactériologiques et les nombreux examens qui lui incombent, s'il n'avait eu la bonne fortune
d'être secondé d'une façon toute désintéressée, pendant
l'hiver et une partie de l'été par M. Cailleux, aujourd'hui
pharmacien à Nesle-en-Santerre. Par son concours intelli-
gent et empressé, M. Cailleux alors étudiant de 3e année à
l'Ecole de pharmacie d'Amiens, a rendu au laboratoire des
services signalés dont il est de toute justice de lui adresser
ici des remerciments.

---

(1) Voir cette instruction page 29.
(2) Il a été délivré plus de 500 trousses pendant l'année.

L'organisation du service de la diphtérie qui fonctionne sans interruption, ainsi qu'il vient d'être exposé, depuis la création du Laboratoire, répond entièrement au but en vue duquel fut faite la souscription publique. Non seulement le sérum de l'institut Pasteur est concentré au laboratoire qui le distribue aux pharmaciens et aux services de l'assistance médicale gratuite, mais encore le *diagnostic de la maladie y est fait gratuitement*. C'est là surtout le bénéfice que tire le public de l'œuvre qu'il a contribué à créer lui-même, puisque les renseignements envoyés dans les 24 heures au médecin traitant le mettent à même ou de rassurer les familles, ou d'instituer en temps utile le traitement sérothérapique dont les résultats ne sont pas à discuter.

Mais là ne doit point se borner le rôle du diagnostic bactériologique de la diphtérie. On sait, en effet, par les constatations de Lœffler, de Roux et d'autres bactériologistes que le bacille spécifique de la diphtérie persiste sur les muqueuses pendant plusieurs semaines, après la guérison. « L'enfant guéri, dit Roux, (1) a encore dans la « bouche des bacilles actifs, donc si on le renvoie à l'école « il peut y déterminer une contagion nouvelle. Le méde- « cin consciencieux ne doit donc pas permettre la rentrée « de l'enfant, avant de s'être assuré par le diagnostic bacté- « riologique que tout danger de contamination est écarté».

Cette importante question soulevée par le directeur du laboratoire et M. le Dᶜ Fage à la Société médicale d'Amiens dès le mois d'avril, a fait récemment l'objet d'une proposition au Conseil municipal de Paris. On a demandé avec raison que les enfants ne puissent être admis à rentrer dans les écoles que sur un certificat bactériologique constatant la disparition du bacille spécifique.

Il faut espérer que, sous l'impulsion des hygiénistes, les

---

(1) Roux. Cours de l'institut Pasteur 1894-95.

administrations et les pouvoirs publics ne tarderont pas à édicter, à cet égard, une réglementation nouvelle et à exiger que le certificat de guérison délivré par le médecin soit accompagné d'un diagnostic négatif émanant d'un bactériologiste autorisé.

Il va sans dire, d'autre part, que partout où sont organisés des services de désinfection et des bureaux d'hygiène, la désinfection des locaux, des vêtements, de la literie des diphtériques et même des angineux devra être de règle absolue, sur la présentation d'un diagnostic bactériologique constatant la nature infectieuse de la maladie.

Ces mesures, soigneusement appliquées, feront certainement faire à la prophylaxie de la diphtérie un pas considérable, et nul doute qu'en un très petit nombre d'années on ne parvienne, par l'action combinée de la sérothérapie et de mesures prophylactiques intelligemment et sévèrement appliquées, à diminuer considérablement la morbidité angineuse et diphtérique.

Un grand nombre de médecins se sont adressés, pendant l'année 1895, au laboratoire départemental, pour le diagnostic bactériologique des angines. Ce nombre ne pourra que s'accroître encore, et le moment n'est pas éloigné où pas un praticien ne donnera ses soins à un angineux sans s'être fait éclairer par la bactériologie. La diphtérie, en effet, n'est pas la seule affection dangereuse, et, d'après un récent travail de M. Lemoine professeur agrégé au Val-de-Grâce (1), toutes les angines doivent être regardées « comme appartenant à la classe des strepto- « coccies, au même titre que l'érysipèle et la fièvre puerpé- « rale. Mais grâce aux recherches de Roger et de Marmorek « nous sommes en présence d'une thérapeutique spécifique « analogue à celle en usage dans la diphtérie ».

Le jour est proche où le sérum antistreptococcique pourra

---

(1) *Annales de l'Institut Pasteur*, déc. 1895.

entrer dans la pratique, et il y a tout lieu d'espérer que
son emploi donnera, dans le traitement des angines, des résultats aussi satisfaisants que celui du serum antidiphtérique.

Et ce jour-là, bien rares seront les médecins qui négligeront
le diagnostic bactériologique. Ainsi que l'a déclaré le professeur Landouzy à la tribune de l'Académie de Médecine,
« Il faut que nous, les fils de Pasteur, nous pensions
« étiologiquement, nous diagnostiquions bactériologique-
« ment, comme nos anciens, fils de Laënnec, apprenaient
« au lendemain des travaux et de l'invention de Laënnec, à
« penser anatomo-pathologiquement, à diagnostiquer sté-
« thoscopiquement. Il convient à l'Académie de proclamer
« l'indispensabilité du contrôle de diagnostics dits sympto-
« matiques, par la bactérioscopie, comme elle l'affirmait
« naguère pour l'auscultation par les travaux de ses mem-
« bres, apôtres de Laënnec ; il lui sied de proclamer que
« sans stéthoscopie comme sans bactérioscopie, le méde-
« cin marche au milieu de difficultés insurmontables, de
« doutes constants, d'obscurités profondes : il lui sied de
« proclamer qu'avec la stéthoscopie et la bactérioscopie, la
« médecine clinique marche à la lumière, à la certitude, à
« la sécurité ».

Service de la Bactériologie générale, de l'histologie et de la microbiologie.

Au point de vue des diagnostics bactériologiques divers,
en dehors de la diphtérie, aussi bien que des recherches
microbiologiqes ou histologiques, le laboratoire est gratuitement à la disposition de tous les médecins, vétérinaires,
maires et administrations hospitalières du département.

La recherche de la tuberculose humaine est, après le
service de la diphtérie, l'un des points sur lesquels il est
le plus souvent consulté.

Viennent ensuite l'examen des liquides pathologiques, pus, sang, exsudats divers, celui des eaux potables., etc.

En outre de ces recherches microbiologiques il procède à l'examen et à l'étude histologique des tissus morbides et des tumeurs sur lesquelles les médecins désirent être renseignés. C'est pour eux une précieuse ressource qui leur permet de confirmer le diagnostic clinique et souvent les guide dans l'intervention chirurgicale. Les tumeurs les plus diverses ont été examinées dans le courant de l'année.

Deux examens de sang charbonneux ont été demandés par les vétérinaires, ainsi qu'une recherche de la tuberculose bovine (service de l'abattoir).

Il va sans dire que les services de médecine et de chirurgie de l'Hôtel-Dieu d'Amiens ont largement mis à contribution le Laboratoire, tant pour le diagnostic des angines que pour l'examen des tumeurs et des liquides de l'économie. L'hôpital militaire, sous la direction successive de MM. les médecins militaires Corties, Hugard et Fournier a également apporté son tribut.

Plusieurs analyses d'eau, au point de vue de la fièvre typhoïde, ont été faites dans le courant de l'été pour Saint-Riquier, Picquigny et le service des épidémies de l'arrondissement de Péronne. Comme presque toujours, en pareil cas, le bacille d'Eberth n'a pu être isolé, mais on a pu constater la présence du coli-bacille. Cette constatation suffit d'ailleurs à démontrer l'infection de la nappe par les matières excrémentitielles.

Nous croyons utile de rappeler ici aux personnes et aux administrations qui voudraient faire procéder à de semblables recherches qu'il est de toute nécessité que la prise d'échantillon soit faite par le service du Laboratoire.

Tels sont, dans leur ensemble, les travaux effectués pendant onze mois et demi au laboratoire départemental de Bactériologie, travaux dont nous donnerons plus loin la statistique.

Malgré l'exiguité et l'insuffisance du local provisoire mis à sa disposition, le laboratoire a pu, grâce à l'outillage dont il est muni, faire face à toutes les demandes qui lui ont été adressées.

Mais il est quelques points sur lesquels il est nécessaire d'appeler l'attention : — Le service, trop à l'étroit, est incapable de prendre dans le local actuel le développement qu'il comporte — bien des recherches et des contrôles sont à peu près impossibles, faute d'animaux d'expérience qu'il est difficile de loger dans des conditions convenables et en quantités suffisantes. Au point de vue hygiénique le local est absolument défectueux. Il pourrait à un moment donné, malgré toutes les précautions prises, devenir dangereux pour ceux qui le fréquentent.

Il est à souhaiter que le laboratoire puisse être à bref délai, installé d'une façon moins précaire et plus digne de la grande pensée qui a présidé à sa création, et mis à même de rendre les services qu'en attendent le corps médical et le public. Il y a tout lieu d'espérer que les pouvoirs publics lui faciliteront les moyens de s'installer définitivement *sans luxe*, mais avec le *confortable scientifique* indispensable, qui lui sera d'ailleurs assuré par les fonds recueillis.

Quant à ses ressources annuelles, le Département et la Ville y ont pourvu, pour une grande partie, en votant en sa faveur des subventions l'une de 3,000, l'autre de 1,500 fr.

Tableau
Analytique des 266 examens
de secreta angineux pratiqués
au Laboratoire départemental
de Bactériologie du 18 janvier
au 31 Décembre 1895.

A Total des envois de secreta angineux pour Amiens et le Département.
B   »   »   »   »   »   pour Amiens.
C   »   »   »   »   »   pour le Département.
D₁ à D₁₂ Colonne claire, total des envois de secreta faits en janvier, Février, Mars &&.
      Colonne noire, total des envois Diphtéritiques. » » » » » »
D¹ Total de la diphtérie pure pendant les 12 mois.

D² Total de la Diphtérie associée au streptocoque.
D³   »   »   »   »   au staphylocoque.
D⁴   »   »   »   »   pure et associée.
M Total des associations microbiennes sans Diphtérie.
S¹ Streptocoques.   O Examens muets.
S" Staphylocoques.   V Examens de Contrôle.
M' Associations microbiennes variées.

Planche I

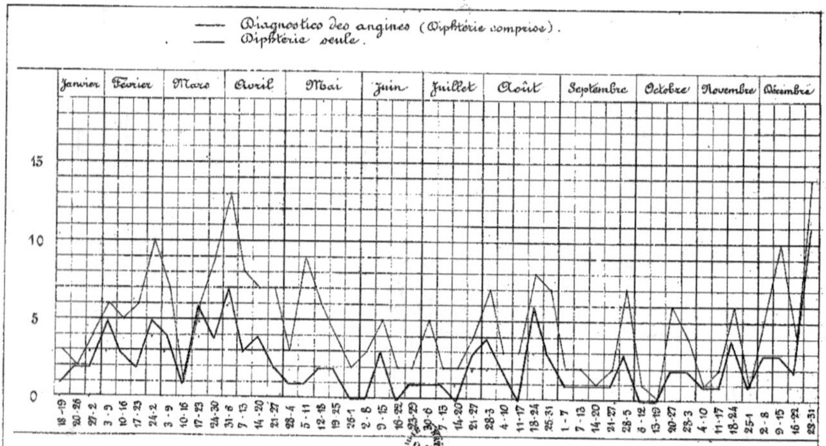

Courbe hebdomadaire des examens de secreta angineux en 1895
(du 18 Janvier au 31 Décembre).

Planche II

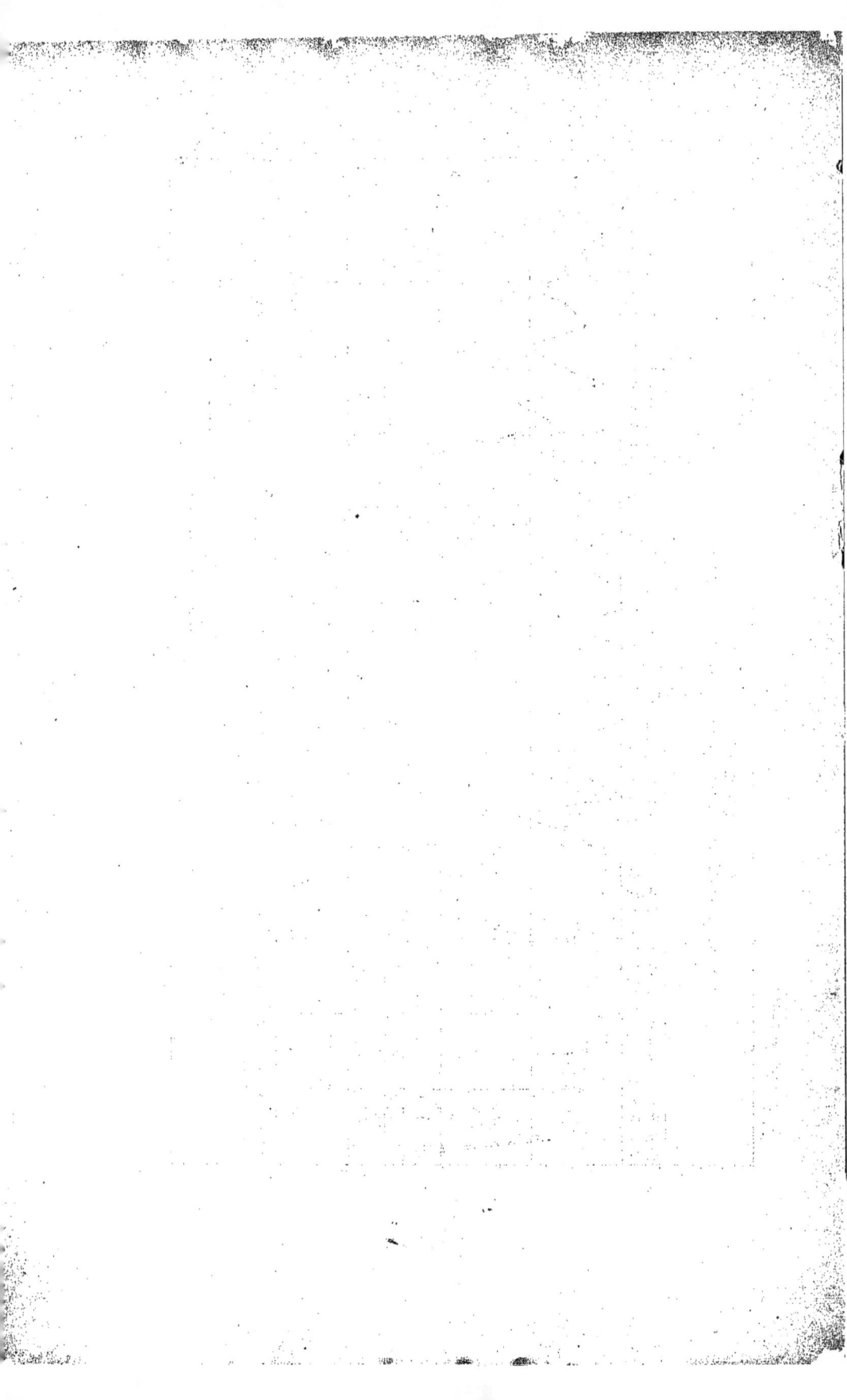

DEUXIÈME PARTIE

STATISTIQUE de la DIPHTÉRIE et des ANGINES

A. Mortalité.

Nous eussions vivement désiré publier ici une statistique complète de la mortalité par la diphtérie et les angines dans le département de la Somme et la ville d'Amiens. Mais, outre que nous ne sommes point assurés d'avoir examiné tous les cas qui se sont produits pendant le cours de l'année, nous avons le regret de n'avoir pu, malgré tous nos efforts, recueillir assez de documents à cet égard. En vain une feuille d'observation clinique est elle jointe à chaque bulletin de diagnostic envoyé aux médecins traitants, en vain avons nous, par une circulaire (1), appelé leur attention sur l'intérêt qu'il y avait à retracer parallèlement l'histoire bactériologique et clinique des angines, ou, au moins, des angines diphtériques, traitées par la serothérapie, c'est à peine si nous avons reçu 15 0[0 des renseignements demandés.

Soigneusement consignés sur les registres du laboratoire, ces renseignements, malgré leur petit nombre ne manquent pas d'une certaine éloquence.

C'est ainsi que, sur 12 cas de diphtérie pure traités par le serum de Roux, onze ont été suivis de guérison et, pour le seul cas suivi de décès, le traitement paraît avoir été appliqué trop tard.

Sur les huit diphtéries avec associations microbiennes dont nous avons pu connaître l'histoire, deux se sont terminées par la mort, cinq par la guérison, une a guéri sans l'emploi du serum.

(1) Voir pages 26, 27 et 31.

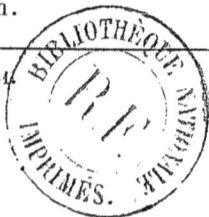

Quant aux angines non diphtériques, nous relevons, sur 22 cas dont nous possédons l'observation clinique, 19 guérisons et 3 décès.

En résumé, sur 20 cas d'*angines diphtériques* avérés et contrôlés par le diagnostic bactériologique, nous ne relevons que 3 décès, soit une proportion de 15 0|0.

Malgré le petit nombre de renseignements recueillis, on voit que le chiffre de la mortalité par la diphtérie paraît s'être considérablement abaissé depuis l'emploi généralisé du serum antitoxique.

Nous regrettons qu'il ne nous ait pas été donné de pouvoir établir d'une façon probante pour le département, cet abaissement de la mortalité dont font foi, d'ailleurs, toutes les observations publiées depuis un an dans le monde entier.

B. *Morbidité.*

Il est, au contraire, beaucoup plus aisé de tirer des registres du laboratoire des renseignements intéressants sur la morbidité diphtérique et angineuse, encore que, nous le répétons, nous soyons bien convaincu de n'avoir pas constaté tous les cas qui ont pu être observés, tant dans la clientèle, que dans les services de l'assistance publique.

Quoiqu'il en soit, le total des envois de secreta diphtériques ou non dont le diagnostic a été effectué au laboratoire est de 266. Deux examens ont été faits pour le département de l'Oise, ce qui ramène à 264 le total des envois du département de la Somme.

Nous avons résumé sur les graphiques ci-joints (1) l'ensemble et le détail des contrôles demandés pendant 11 mois 1|2 (du 18 janvier au 31 décembre) au laboratoire.

Le premier de ces graphiques montre que sur les 264 examens des excreta angineux de toutes provenances,

(1) Voir planche 1.

le bacille spécifique de Lœffler a été rencontré 120 fois (1).

Parmi ces 120 angines reconnues bactérioscopiquement diphtériques, 94 étaient des diphtéries pures ou associées au Coccus Brisou, cinq, des diphtéries ayant associé le streptocoque au bacille de Lœffler. 10 présentèrent une association avec le staphylocoque, une· avec d'autres microorganismes pathogènes.

Sur les 83 angineux chez lesquels on n'a point constaté le bacille de Lœffler, 9 présentèrent uniquement du streptocoque, 43 du staphylocoque pur ou associé au streptocoque (10 cas) ; 33 cas étaient des angines à cocci ou microbes divers, dont 26 avec Coccus Brisou. Enfin, 44 fois l'examen est demeuré muet, soit que les 41 exsudats examinés fussent très pauvres en éléments microbiens, qui ne se sont point développés dans les cultures, soit que l'ensemencement ait été fait dans de mauvaises conditions (2).

La ville d'Amiens seule comprenant les hôpitaux et la clientèle urbaine, figure dans ces envois pour 119, dont 108 effectifs avec 38 diphtéries pures (dont 15 avec coccus Bisou) et 12 diphtéries avec associations microbiennes (4 à streptocoque et 8 à staphylocoques). Les angines non diphtériques au nombre de 42 se divisent en 6 angines à streptocoques 19 à staphylocoques (dont 3 avec streptocoques) 16 à coccus Brisou, 1 avec d'autres microbes.

Le reste du département a demandé 139 examens bactériologiques ainsi répartis :

56 diphtéries (dont 26 avec coccus Brisoú).

14 diphtéries avec associations microbiennes :

1 à streptocoques, 12 avec staphylocoques (dont 6 avec streptocoques) 1 avec divers microbes. Quant aux angines non diphtériques leur total est de 41 comprenant 3 angines

---

(1) Défalcation faite de 17 examens, réitérés à titre de contrôle, ce qui ramène le chiffre total à 247.

(2) Quelques tubes de serum sont revenus dans un état d'altération qui rendait tout examen impossible.

à streptocoques, 24 à staphylocoques (dont 7 avec streptocoques) 10 à coccus Brisou et 4 avec divers microbes.

Dans le second graphique (1) sont figurées les variations hebdomadaires de la diphtérie et des angines d'après les envois faits au Laboratoire. On peut y reconnaître que l'allure générale en est la même que celle du premier graphique.

La courbe de la diphtérie y suit à peu près parallèlement celle de la totalité des angines et on peut y reconnaître que, pendant sept semaines seulement (juin, juillet, août et octobre) la courbe de la diphtérie est tombée à O.

La proportion 0|0 des angines diphtériques ou non diphtériques controlées par le laboratoire, est figurée dans le schéma ci-joint (2).

On peut voir par l'examen de ce schéma où le pourcentage est exprimé par l'aire des secteurs circulaires, que la proportion de l'ensemble des angines diphtériques est de 48,58 0|0 pour l'ensemble du département, de 46,29 0|0 pour la ville d'Amiens et de 50,35 0|0 pour le reste du département.

Les angines diphtériques sans associations microbiennes dangereuses (Dipth. pure ou avec coccus Brisou) atteignent la proportion de 38,05 0|0 pour l'ensemble du département, 35,18 0|0 pour la ville d'Amiens, 40,28 0|0 pour le reste du département.

Les proportions des angines diphtériques avec associations microbiennes sont, dans le même ordre, de 10.53 0|0, 10,07 0|0 et 11,11 0|0.

Enfin, les proportions des angines non diphtériques sont de 33,60, 29,48 et 38,88 0|0.

Si l'on compare ces chiffres à ceux que nous avions publiés dans notre statistique trimestrielle, au mois de juin

(1) Voir planche II.
(2) Voir planche III.

1895 (1), on remarquera que la proportion 0|0 de la diphtérie a considérablement baissé. Ce fait s'expliquera facilement par l'inspection de la courbe hebdomadaire des diphtéries et angines qui peut donner une idée très nette des variations saisonnières de ces affections. On y remarquera, en effet, que les mois de janvier à mai sont ceux où le plus grand nombre de cas ont été constatés (la courbe atteint son maximum en avril). Les mêmes constatations peuvent se faire sur le graphique 1 où sont figurées les variations mensuelles.

Dans un article publié par la *Presse Médicale* le 3 août 1895 (2), le professeur Landouzy comparait les résultats de la statistique du Laboratoire organisé par la Presse médicale avec ceux de notre statistique trimestrielle. De cette comparaison il ressortait déjà que la morbidité angineuse diphtérique de la Somme était supérieure à celle de 36 départements dont les envois avaient été examinés au Laboratoire de la Presse médicale. Bien que de beaucoup diminuée, cette supériorité existe encore, puisque la morbidité diphtérique de la Somme pendant l'année, est de 48.58 0|0 et que la morbidité dans 36 départements, évaluée par le professeur Landouzy, ne dépassait pas 43 0|0.

Il semble donc établi, du moins jusqu'à présent, que le département de la Somme est un de ceux où la diphtérie est des plus fréquentes, et cette constatation suffirait amplement pour justifier l'institution du laboratoire départemental de bactériologie.

Nous pouvons enfin également, de l'inspection des registres du laboratoire, tirer quelqu'enseignement sur la distribution géographique de la dipthérie et des angines dans le département. Il convient toutefois, de faire la part des facilités de communication, qui sont peut-être pour quel-

---

(1) *Gazette Médicale de Picardie*, n° 6. Juin 1895.
(2) Landouzy. — Clinique microbiologique des angines, loc. cit.

que chose dans le nombre des examens demandés par les localités privilégiées sous le rapport du service postal.

Les villes ou localités qui, en dehors d'Amiens, ont le plus fréquemment fait appel au Laboratoire sont les suivantes : Abbeville, Ault, Moreuil, Saleux, Domart-en-Ponthieu, Corbie, Berteaucourt-les-Dames, Heudicourt, Rubempré.

Un coup d'œil sur la carte ci-annexée (1) suffira du reste pour se rendre un compte très exact de la distribution des angines.

Ces résultats, nous le répétons, sont tout à fait relatifs et ne sauraient être l'expression absolue de la vérité, puisque, le laboratoire est loin d'avoir contrôlé tous les cas qui ont été traités dans le département de la Somme en 1895.

Toutefois, la part proportionnelle des différentes régions dans l'étiologie des angines n'en demeurera pas moins nettement établie par cette statistique, et il est vraisemblable que la connaissance des cas ignorés ne changerait pas beaucoup l'allure de notre carte.

La tuberculose, à en juger par les examens faits au Laboratoire, est assez répandue dans le département. 151 examens d'exsudats supposés tuberculeux ont été effectués au cours de 1895 — dont 89 pour la ville d'Amiens et 62 pour le reste du département. Le bacille spécifique de Koch a été rencontré 78 fois : 50 fois à Amiens, 28 dans le département. La proportion des cas de tuberculose est exprimée dans le graphique ci-joint (Planche III) elle est de 51,65 0/0 payé pour l'ensemble du département ; 56,17 0/0 pour la ville d'Amiens et 45,61 0/0 pour le reste du département.

Nous en aurons terminé avec cette statistique, quand nous aurons indiqué la part qui revient aux hôpitaux civils et militaires d'Amiens dans les examens demandés au Laboratoire, ainsi que le nombre des analyses effectuées en dehors du service de la diphtérie et de la tuberculose.

(1) Planche IV.

Il a été fait 128 analyses microbiologiques diverses qui se décomposent comme suit :

24 analyses de liquides de ponction, sang, liquides kystiques, etc.

70 analyses de pus, exsudats, sédiments.

10 examens bactériologiques d'eaux potables.

24 diagnostics histologiques de tumeurs. (Sarcomes, carcinomes, épitheliomas, kystes, etc).

L'Hôtel-Dieu d'Amiens a demandé au laboratoire 32 diagnostics bactériologiques d'angines et 29 examens divers.

5 examens ont été faits pour l'hospice St-Victor, deux pour St-Charles (angines) et 13 (tuberculoses et divers) pour l'hôpital militaire.

Enfin, le département de l'Oise a eu recours au laboratoire pour 3 diagnostics d'angines et 5 examens divers.

Deux examens ont été faits pour le Pas-de-Calais et la Seine-Inférieure (Dieppe).

—

La pensée qui dès le mois de novembre 1894 décidait les médecins de la Somme à créer le laboratoire de bactériologie était tellement juste et pratique, que quelques mois plus tard, la ville de Paris, où, dès le début, des entreprises particulières avaient institué des services de diagnostic de la diphtérie, créait à l'Hôtel de Ville, sous la direction du Dr Miquel, un service spécial de diagnostic des angines. Peu de temps après son installation, le Conseil municipal y demandait l'adjonction d'un service de la tuberculose.

Mais s'il importe de constater qu'à Amiens, c'est à l'initiative privée qu'est due la création du Laboratoire, il est juste de reconnaître que les administrations du département et de la ville se sont empressées de lui venir en aide dès sa fondation.

La population très dense de Paris et des départements de la Seine et de Seine-et-Oise suffit amplement pour alimenter le laboratoire de l'Hôtel de Ville, mais il faut aussi remarquer que, sous l'influence de la grande Presse, la population, plus éclairée, s'y porte d'elle-même et insiste auprès du médecin pour qu'il soit procédé à l'examen bactérioscopique.

Nous n'en sommes pas encore tout à fait là, dans le département de la Somme. La population des campagnes surtout, bien qu'elle ait largement contribué à la création du service, ne comprend pas encore tout ce qu'elle en peut attendre. Malgré le nombre considérable des examens effectués pendant l'année, il est de toute probabilité que bien des cas d'angines soignés dans le département ont échappé au diagnostic bactérioscopique.

Nous ne saurions trop le répéter, c'est aux familles, aux parents, aux administrations qui ont charge d'enfants, auxquels incombe le souci de la santé des individus et des agglomérations, qu'il importe de comprendre toute l'importance de la méthode scientifique dans la prophylaxie des maladies infectieuses et surtout des angines. Il leur appartient d'exercer, le cas échéant, une pression morale sur le praticien pour lui faire prendre l'habitude des examens bactériologiques.

Il faut, d'autre part, que le médecin soit bien convaincu que le service du laboratoire n'est pas un *contrôle*, mais une aide qui lui est offerte ; il faut, qu'à l'exemple de ses maîtres, il sache reconnaître qu'il est aujourd'hui impossible au clinicien le mieux exercé de se prononcer sur la nature d'une angine infectieuse sans le concours de l'examen bactériologique.

Il importe qu'il soit désormais pénétré de cette vérité exprimée à la tribune de l'Académie de Médecine par le professeur Landouzy, à savoir :

 « *Que l'inflammation de la gorge peut revêtir des caractères*
 « *identiques ou divers d'apparence alors que cette inflammation*

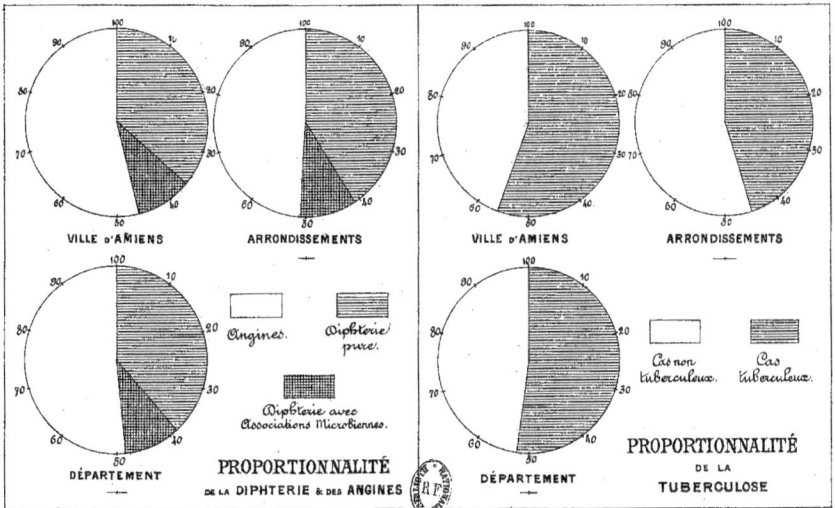

VILLE D'AMIENS   ARRONDISSEMENTS   VILLE D'AMIENS   ARRONDISSEMENTS

Angines.   Diphtérie pure.

Diphtérie avec Associations Microbiennes.

DÉPARTEMENT

PROPORTIONNALITÉ
DE LA DIPHTERIE & DES ANGINES

Cas non tuberculeux.   Cas tuberculeux.

DÉPARTEMENT

PROPORTIONNALITÉ
DE LA
TUBERCULOSE

Planche III

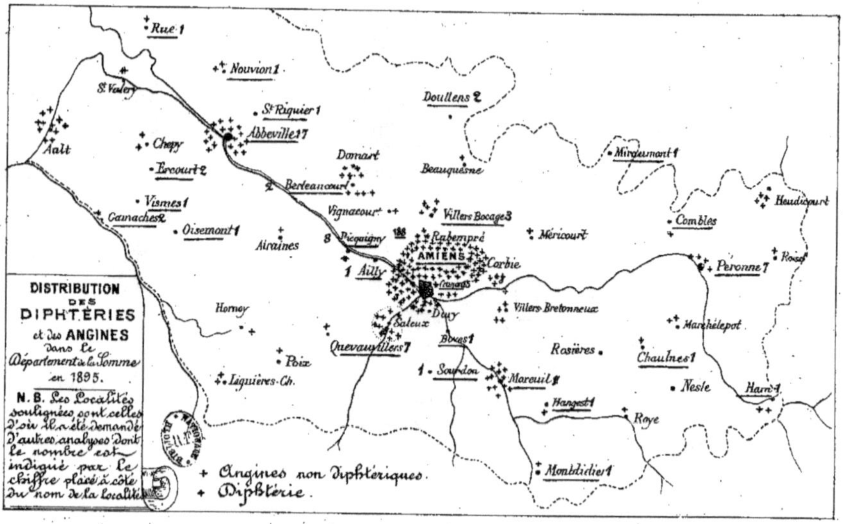

DISTRIBUTION
DES
DIPHTÉRIES
et des ANGINES
dans le
Département de la Somme
en 1895.
N. B. Les Localités soulignées sont celles d'où il a été demandé d'autres analyses dont le nombre est indiqué par le chiffre placé à côté du nom de la localité.
+ Angines non diphtériques.
+ Diphtérie.
Rue 1
Nouvion 1
St Valery
St Riquier 1
Abbeville 17
Doullens 2
Ault
Chepy
Ercourt 2
Domart
Beauquesne
Miraumont 1
Berteaucourt
Vismes 1
Gamaches 2
Oisemont 1
Vignacourt
Villers Bocage 3
Combles
Heudicourt
Airaines
Picquigny
Rubempré
Méricourt
AMIENS
Corbie
Péronne 7
Aïlly
Villers-Bretonneux
Hornoy
Saleux
Dury
Marchélepot
Quevauvillers 7
Boves 1
Rosières
Chaulnes 1
Poix
Liguières-Ch.
Sourdon
Moreuil
Nesle
Ham 1
Hangest 1
Roye
Montdidier 1

Planche IV

« *est fonction d'éléments pathogènes différents et qu'il ne faut*
« *plus dénommer les angines par leurs seules expressions phé-*
« *noménales, par leurs seules modalités anatomo-pathologi-*
« *ques, par leurs seules extériorisations symptomatologiques,*
« *mais par leur caractère étiologique spécifique.* »

Il faut que le médecin n'oublie pas, et que surtout le public, plus directement intéressé, apprenne, que dans sa séance du 24 juin 1895, l'Académie de Médecine sur la proposition de M. Cadet de Gassicourt a émis le vœu suivant :

« *L'Académie convaincue que le seul moyen d'enrayer la pro-*
« *pagation de la diphtérie est de s'éclairer des lumières de la*
« *science moderne, émet le vœu que des laboratoires d'examens*
« *bactériologiques, dirigés par des savants spéciaux, soient ou-*
« *verts dans le plus bref délai, et que tous les médecins en*
« *soient avisés par la plus large publicité.* »

Ce vœu de l'Académie de Médecine à la suite duquel fut créé le laboratoire de la ville de Paris, le département de la Somme l'avait devancé en ouvrant, dès le 18 janvier, le laboratoire de la rue Henri IV.

Et si nous insistons sur ce point, c'est que ce vœu répond en peu de mots aux questions qui ont été posées, touchant l'utilité pratique de l'institution, dans une session du Conseil général.

C'est surtout parce qu'il importe que pas un habitant du département de la Somme ne puisse ignorer les services qu'il peut demander au Laboratoire ni les résultats qu'il est en droit d'en attendre.

MOYNIER DE VILLEPOIX.

PIÈCES JUSTIFICATIVES

N° 1. — *Circulaire adressée aux Médecins par le Laboratoire en Mai 1895.*

COMITÉ DES MÉDECINS DE LA SOMME

LABORATOIRE DÉPARTEMENTAL DE BACTÉRIOLOGIE

19, Rue Henri IV

Amiens, le   Mai 1895.

MONSIEUR LE DOCTEUR,

Il est, vous le comprenez mieux que personne, d'un très grand intérêt qu'une statistique sérieuse de la *Diphtérie* dans le département de la Somme, puisse être scientifiquement établie.

Pour cela, il est désirable qu'en regard des diagnostics effectués au Laboratoire de bactériologie on puisse placer l'indication sommaire de la marche de la maladie, et, surtout, son issue à la suite du traitement par la sérothérapie.

Il n'est pas moins intéressant, aujourd'hui que le diagnostic bactériologique permet de distinguer nettement la diphtérie des angines à fausses membranes avec lesquelles elle avait été si souvent confondue jusqu'ici, d'établir la part qui revient à ces dernières dans la mortalité.

Sans doute, il est encore trop tôt pour tirer de ces observations des conclusions rigoureuses, mais il convient, dès maintenant, de rassembler les matériaux d'une statistique sérieuse et indiscutable.

J'ai tout lieu d'espérer, Monsieur, que vous voudrez bien y collaborer en fournissant au Laboratoire des documents nécessaires à ce travail, et je ne doute pas que vous n'ayez la complaisance de remplir les feuilles ci-jointes, et de me les renvoyer le plus tôt possible.

Je vous adresse, à l'avance, tous mes remerciments pour la part que vous voudrez bien apporter à l'œuvre entreprise.

Veuillez agréer, Monsieur le Docteur, l'expression de mes sentiments les plus distingués.

Le directeur du Laboratoire,
MOYNIER DE VILLEPOIX.

Diagnostic Nº ▬▬▬ du   189 .

Commune de

Enfant (1)   âgé de

M.   , médecin traitant.

HISTOIRE SOMMAIRE ET TRAITEMENT DE LA MALADIE (2)

Durée :

Terminaison :

Certifié par le médecin soussigné,

A   , le   189 .

(1) Prénoms ou initiales.
(2) Indiquer le nombre d'inoculations et les doses employées.

Epidémies. — Sérum antidiphtérique. — Dépôts régionaux

Amiens, le 4 juin 1895.

A MM. les Sous-Préfets et Maires du Département,

MESSIEURS,

J'ai l'honneur de vous informer que les pharmaciens sont actuellement à même de pouvoir fournir aux malades payants le sérum antidiphtérique préparé à l'Institut Pasteur.

En ce qui concerne les malades privées de ressources, ce médicament leur sera fourni gratuitement par les soins de l'administration, dans les dépôts établis spécialement à cet effet sur divers points du département.

Ces dépôts ont été constitués avec l'approbation de M. le Ministre de l'Intérieur, dans les localités suivantes :

Amiens (Laboratoire départemental de Bactériologie) ; *Oisemont* (Hospice); *Poix* (Bureau d'assistance) ; *Villers-Bocage* (Bureau d'assistance) : *Abbeville* (Hôpital) ; *Ault* (Bureau d'assistance) ; *Rue* (Hospice) ; *Doullens* (Hospice) ; *Montdidier* (Hospice) ; *Moreuil* (Hospice) ; *Péronne* (Hospice) ; *Albert* (Hospice) ; *Ham* (Hospice).

Le dépôt régional d'*Amiens* et le dépôt central, établis au Laboratoire départemental de Bactériologie, seront placés sous la surveillance de M. le Médecin des épidémies de l'arrondissement d'Amiens et fonctionneront sous le contrôle direct de la Préfecture. M. le Directeur du Laboratoire présidera à la délivrance du médicament.

Les dépôts régionaux, installés dans les hôpitaux, seront placés sous la surveillance du médecin de l'Hôpital qui délivrera le sérum demandé. Dans les autres dépôts, ce soin incombera au médecin du service d'assistance médicale gratuite.

Les administrations hospitalières, les municipalités, ainsi que les Commissions administratives du Bureau d'assistance, veilleront à ce que le sérum en dépôt, qui est exclusivement destiné aux *indigents*, ne soit pas détourné de son affectation et employé en faveur de *malades en situation de payer*. L'indigence des intéressés sera justifiée par un certificat délivré par le maire.

L'approvisionnement de chaque dépôt sera de quatre flacons au minimum. Ce nombre pourra être augmenté dans les dépôts ayant à desservir une population importante,

Lorsqu'il y aura lieu, au fur et à mesure des prélèvements effectués, de compléter l'approvisionnement du dépôt, les demandes de sérum seront adressées par les établissements dépositaires, soit à la Préfecture, soit directement au Laboratoire départemental de Bactériologie. Elles devront être accompagnées d'un état indiquant l'emploi donné aux flacons dont le remplacement sera demandé.

Le sérum antidipthérique conserve ses propriétés si on le maintient dans un endroit où la température est peu élevée, et à l'abri de la lumière, sans sortir le flacon de l'étui qui le renferme.

Chaque flacon est accompagné d'une instruction pour l'emploi du médicament.

Il est délivré en même temps que le sérum, par les soins des dépôts :

1° Une boîte *dite de diagnostic*, contenant deux tubes de culture, une spatule stérilisée et une instruction pour l'ensemencement. Cette boîte devra être retournée immédiatement au Laboratoire départemental de Bactériologie qui enverra aux médecins le résultat de l'examen, dans les 24 heures qui suivront la réception de la boîte ;

2° Un questionnaire à remplir par les médecins à l'issue de la maladie et que ceux-ci auront à renvoyer ultérieurement au Laboratoire, par l'intermédiaire des maires et de la Préfecture.

3° Une instruction générale du service des épidémies sur le traitement et la prophylaxie de la diphtérie.

Je prie Messieurs les Maires de communiquer la présente circulaire aux Commissions administratives des hôpitaux désignés ci-dessus et des Bureaux d'assistance et aux médecins en reclamant tout leurs concours pour faciliter le fonctionnement du nouveau service dont il s'agit.

Agréez, Messieurs, l'assurance de ma considération la plus distinguée.

Le Préfet de la Somme : JOUCLA-PELOUS.

No 4.

COMITÉ DES MÉDECINS DE LA SOMME

Laboratoire Départemental de Bactériologie

Provisoirement: 19, rue Henri IV, AMIENS

INSTRUCTION POUR L'ENSEMENCEMENT DES TUBES DE CULTURE

Afin d'éviter une fatigue nouvelle à l'enfant, l'ensemencement *devra être fait avant l'injection du serum anti-toxique.*

On procédera à l'ensemencement de la manière suivante :

1º *Se laver les mains très soigneusement et les désinfecter au sublimé ou à l'alcool.*

2º Enlever le tampon d'ouate qui bouche le tube du milieu, saisir la spatule entre le pouce et l'index de la main droite et toucher très légèrement avec l'extrêmité libre la gorge du malade. S'il y a des fausses membranes, les toucher en deux ou trois points.

La spatule étant stérilisée à l'avance, il est inutile de la flamber, à condition d'opérer l'ensemencement aussitôt après l'avoir extraite du tube.

3º Tenir horizontalement, de la main gauche, l'un des tubes de serum coagulé, enlever le tampon d'ouate avec le petit doigt de la main droite replié.

Ensemencer le tube en passant deux ou trois fois la spatule à la surface du serum, dans le sens longitudinal. *Éviter toute érosion du serum,* reboucher immédiatement le tube, sans le redresser, en enfonçant le tampon d'ouate en le tournant légèrement.

4º Répéter la même opération sur le second tube, avec la spatule telle qu'elle sort du premier, *et sans la recharger.*

Pendant ces opérations, la spatule ne devra pas quitter la main droite de l'opérateur ni toucher à aucun objet.

5º Remettre la spatule dans son tube, le boucher et retourner la boîte AU LABORATOIRE, 19, RUE HENRI IV, AMIENS, (1) où elle devra parvenir avant 3 heures de l'après-midi pour que le diagnostic puisse être établi dans la journée du lendemain.

Si l'on veut envoyer des fausses membranes, on devra les envelopper dans un petit morceau de taffetas gommé qu'on glissera à côté du tube de la spatule.

Le Directeur du Laboratoire sera heureux de recevoir des renseignements cliniques sur les cas traités par le serum.

(1) N.-B. — *Pour assurer le prompt retour des boîtes en bon état, il ne sera pas inutile de les expédier comme paquet recommandé ; l'affranchissement sera alors de 0 fr. 40.*

PRÉFECTURE DE LA SOMME. — RÉPUBLIQUE FRANÇAISE

Service des Épidémies

ASSISTANCE MÉDICALE GRATUITE

Instruction sur le traitement et la prophylaxie de la diphtérie

En présence d'un cas d'angine soupçonnée diphtérique, l'injection immédiate de 10 à 20 centimètres cubes de serum antidiphtérique, suivant l'âge ou l'état du malade, est indiquée.

Mais le traitement par le serum ne sera continué qu'à la suite d'un examen bactériologique affirmant la présence du bacille de Lœffler dans les exsudats.

Les règles à suivre en cas de diphtérie, pour l'emploi du serum thérapeutique et curatif, sont indiquées dans la notice qui accompagne chaque flacon.

Les dépôts, institués par la Préfecture, délivreront aux médecins, en même temps que le serum nécessaire à la première injection préalable, une trousse *dite de diagnostic*, contenant deux tubes de serum gélatiné et une spatule stérilisée, à l'aide desquels on devra, avant de pratiquer l'injection, procéder à l'ensemencement, conformément à l'instruction qui enveloppe le tube de verre contenant la spatule.

Cette boîte devra être retournée immédiatement au Laboratoire départemental de bactériologie rue Henri IV, 19, à Amiens, qui enverra le résultat de l'examen aux médecins dans les 24 heures qui suivent la réception de la boîte.

Il sera remis en outre par les Dépôts un questionnaire à remplir et à retourner *ultérieurement* au Laboratoire avec l'indication de la marche clinique et de l'issue de la maladie (ce point est des plus importants pour l'établissement de statistiques exactes).

S'il existe plusieurs enfants dans la maison où est constaté un cas de diphtérie, il est prudent, avant même de les isoler, de pratiquer à chacun d'eux une injection préventive de cinq centimètres cubes.

Il est également essentiel de s'assurer, par un nouvel ensemencement *pratiqué au moins huit jours après la guérison*, de la disparition du bacille spécifique.

La rentrée de l'enfant à l'école ne devra être autorisée que sur la production d'un certificat médical accompagné d'un bulletin de diagnostic émanant du Laboratoire départemental de bactériologie.

Cette mesure est extrêmement importante au point de vue de la prophylaxie de la diphtérie.

En pareil cas, pour éviter toute confusion dans l'établissement des statistiques, les boîtes de diagnostic devront porter la mention suivante : *Commune de... Enfant... guéri le...*

Les Dépôts recevront du Laboratoire leur approvisionnement qui pourra être augmenté suivant les besoins et sur demande adressée à la Préfecture ou au Laboratoire.

Les demandes de *boîtes de diagnostic* devront être adressées directement par les *dépôts* ou les *médecins* au laboratoire de bactériologie.

Un exemplaire de la présente instruction devra être délivré en *même temps que le serum*, par les soins des Dépôts.

LE MÉDECIN DES ÉPIDÉMIES
Vice-Président du Conseil départemental d'hygiène,
LENOEL.

*Le Directeur du Laboratoire départemental
de bactériologie, Dr ès-Sciences,*
R. MOYNIER DE VILLEPOIX.

LABORATOIRE DÉPARTEMENTAL DE BACTÉRIOLOGIE D'AMIENS

Commune de...

Enfant...âgé de...

Medecin traitant : M^r...

Y a-t-il eu maladie antérieure ?..

L'enfant était malade depuis...............jours avant la 1re visite (du...............................189......).

Il se plaint de la gorge depuis ....

Il.......a.........de la difficulté à respirer ....

La voix.............. conservée ?...

...............................rauque ?...

...........................éteinte ?...

Traitement appliqué avant la 1re visite : ....

Y a-t-il des frères et des sœurs ?..

Sont-ils malades ? ....

Y a-t-il de la diphtérie dans l'entourage ?..

DATES R. P. T.											
80 160 41°											
70 140 40°											
60 120 39°											
50 100 38°											
40 80 37°											
30 60 36°											

HISTOIRE SOMMAIRE DE LA MALADIE :

....

....

Durée..

Terminaison par...............................le.....................................189......

Prière d'indiquer sur le tableau, avec la marche de la température du pouls et des inspirations, la date des injections et la quantité par le signe suivant : $\left(\underset{\text{10 ou 20}}{\times}\right)$

Comité des Médecins
DE LA SOMME

Laboratoire Départemental de Bactériologie
Provisoirement : **19, RUE HENRI IV**

Diagnostic Bactériologique   Nº

A Monsieur le Docteur   à

Amiens, le   189 .

LE DIRECTEUR DU LABORATOIRE,
Docteur ès-Sciences,

Nº 8.—*Mod. de l'étiquette des trousses de diagnostic destinés au service de l'assistance médicale*

Clos par nécessité. Pour le Préfet de la Somme : *Le Secrétaire-général, délégué,*	**Clos par nécessité.** *Le Maire de la commune à*

PRÉFECTURE DE LA SOMME
Assistance médicale gratuite. — Service des Épidémies.

Médecin traitant : M.   à

Monsieur le Maire	*Monsieur le Préfet de la Somme.*
à (Somme).	Laboratoire départemental de Bactériologie 19, rue Henri IV à AMIENS.

Nº 9. — *Modèle des étiquettes des trousses de diagnostic.*

Envoi de M. le Docteur

Médecin à

par   (Somme)

Timbre à 15 cent.

A Monsieur le Directeur DU LABORATOIRE DÉPARTEMENTAL DE BACTÉRIOLOGIE
Rue Henri IV, 19   AMIENS
Remis, le   à   heures.

Nº 10. — *Modèle de l'étiquette pour l'envoi du serum curatif.*

LABORATOIRE DÉPARTEMENTAL DE BACTÉRIOLOGIE
Provisoirement, 19, Rue Henri IV, AMIENS

SERVICE DU SÉRUM ANTI-DIPHTÉRIQUE

Destinataire | Localité   (Somme)

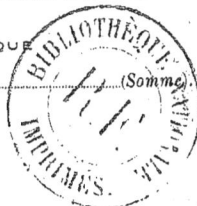

162

AMIENS. IMPRIMERIE PICARDE, 74, RUE FRÉDÉRIC PETIT. — TÉLÉPHONE